AF296061

ENCORE

L'OPHTHALMIE MILITAIRE

EN PORTUGAL

ET

DU TRAITEMENT QU'ON Y EMPLOIE

CONTRE LES GRANULATIONS PALPÉBRALES

SUITE AU MÉMOIRE

Présenté au Congrès d'ophthalmologie de Bruxelles, en 1857.

PAR

le Dr José Antoine MARQUES

Chirurgien de brigade, chef du département de santé au ministère de la guerre, etc.

PARIS

IMPRIMERIE DE L. MARTINET,

RUE MIGNON, 2.

1862

ENCORE

L'OPHTHALMIE MILITAIRE

EN PORTUGAL

ET

DU TRAITEMENT QU'ON Y EMPLOIE

CONTRE LES GRANULATIONS PALPÉBRALES

SUITE AU MÉMOIRE

Présenté au Congrès d'ophthalmologie de Bruxelles, en 1857.

PAR

le Dr José Antoine MARQUES

Chirurgien de brigade, chef du département de santé au ministère de la guerre, etc.

PARIS

IMPRIMERIE DE L. MARTINET,

RUE MIGNON, 2.

1862

ENCORE

L'OPHTHALMIE MILITAIRE

EN PORTUGAL

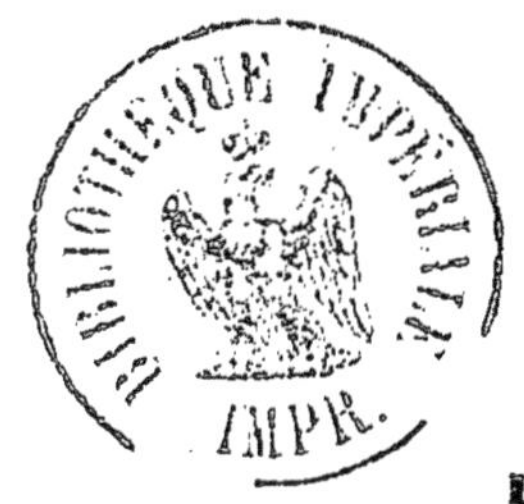

I. — Pourquoi ce mémoire ?

Lors du congrès d'ophthalmologie réuni à Bruxelles en 1857, nous avons écrit un mémoire au sujet de l'ophthalmie militaire portugaise, pour y traiter plusieurs questions qui avaient été posées d'avance par le comité d'installation de ce congrès. Il s'agissait de connaître l'histoire de l'ophthalmie granuleuse parmi les soldats des différentes armées ; la manière dont cette maladie avait commencé à sévir ; quels étaient ses ravages ; quel jugement on pouvait porter sur sa cause ; quelle explication aurait sa persistance ; quelle pouvait être sa nature ; quel traitement devait obtenir la préférence, et enfin tous les éclaircissements d'où l'on pourrait déduire des connaissances plus ou moins positives pour la décision des problèmes dont le congrès avait à s'occuper dans une de ses sections. Ainsi nous avons employé tous nos efforts pour que les faits de notre observation et de celle de nos confrères les médecins militaires portugais fussent présentés d'une manière aussi claire que véritable, et de laquelle on pût déduire des conclusions avec une entière confiance. Et les résultats ont tellement couronné nos vues, que le congrès a fini par adopter plusieurs propositions tout à fait semblables à celles que nous avions établies pour les questions principales (1).

Depuis cette époque cinq ans déjà se sont écoulés; on a beaucoup dit sur ce sujet; l'observation a pu être continuée dans différents endroits; plusieurs discussions ont eu lieu, voire même dans le pays où l'on pourrait soupçonner que la lumière s'était faite, dans cette même capitale où le congrès a été réuni, et au sein de l'Académie de médecine de Belgique. N'y aurait-il pas quelque intérêt à savoir ce qui s'est passé dans les diverses armées où l'ophthalmie continue de régner? Et pour ce qui nous concerne, ne serait-il pas avantageux d'avoir connaissance de la marche que l'ophthalmie a poursuivie, de son état actuel, de sa prédominance selon les localités où siégent les régiments, et enfin de l'opinion qu'on doit se faire aujourd'hui du traitement que nous avons recommandé, en l'indiquant comme le plus fructueux?

La manière dont cette maladie sévit encore dans quelques armées de l'Europe fait de ces questions un objet d'une très grande importance scientifique. A l'heure qu'il est, bien des régiments, dans différentes contrées, payent ainsi qu'auparavant un lourd tribut à l'ophthalmie, comme nous le font connaître les journaux de médecine militaire. Et si l'on parvenait à évaluer les désordres de l'organe de la vue, les cécités même causées par la malheureuse prédominance

____

(1) Voyez le *Compte rendu du congrès d'ophthalmologie*, en 1857, ainsi que le mémoire *Aperçu historique de l'ophthalmie militaire portugaise, suivi de considérations sur la voie d'introduction de cette maladie, et de sa diffusion dans l'armée, ainsi que d'une note sur un nouveau traitement de granuleux* (Bruxelles, 1857). Ce mémoire a été aussi publié dans le *Compte rendu*.

de cette ophthalmie, peut-être serions-nous effrayés de la grandeur des maux qu'il faut encore conjurer.

Pour cet état de choses, il faut bien le dire, il y entre pour beaucoup le peu d'attention qu'on a presque toujours prêté aux circonstances dans lesquelles l'ophthalmie se développe, et encore à sa nature, aujourd'hui bien connue, pour ce qui est de la transmission directe et de l'indirecte. Mais la vérité veut aussi que l'on avoue que, malgré tant de progrès admirables que l'ophthalmologie a obtenus dans les dernières années, l'ophthalmie militaire n'a pas toujours eu à se louer des avantages correspondants, car la confusion a reparu parfois où l'on ne pouvait plus l'attendre, et le traitement même n'a pas non plus généralement gagné cette certitude relative que l'on trouve maintenant dans d'autres cas d'affections oculaires.

C'est pourtant avec des raisons bien légitimes qu'étant à Paris pour prendre part à la réunion générale de la *Société universelle d'ophthalmologie*, nous avons résolu de faire connaître ce qui a été observé à l'égard de l'ophthalmie militaire portugaise depuis l'année 1857, d'autant plus que tous les nouveaux renseignements sur ce sujet doivent être regardés comme la continuation d'une partie historique qu'il y a grand intérêt à compléter. En rassemblant toutes les données de l'expérience recueillies officiellement dans les différents pays, comme le congrès d'ophthalmologie a commencé de le solliciter, peut-être aurions-nous le moyen de faire jaillir la vérité, de manière qu'elle soit comprise et acceptée par tous ceux auxquels le traitement et la prophylaxie de la maladie doivent être redevables de toutes les conditions de succès. Et pour ce qui est de l'observation dans l'armée portugaise, nous croyons qu'elle sera toujours consultée avec avantage, soit à l'égard de la cause la plus fréquente de l'ophthalmie, soit relativement à son traitement.

II. — Continuation de la partie historique de l'ophthalmie militaire portugaise ; nouveaux faits à l'égard de la nature de cette maladie.

Au commencement de 1857, date du mémoire cité, nous avons dit que les ophthalmiques qu'on voyait le plus souvent à l'hôpital militaire de Lisbonne (celui où il y avait le plus grand nombre d'affectés) étaient, pour la plupart, de ceux qui, malades depuis longtemps, venaient chercher remède à des accidents qui se présentaient surtout du côté de la cornée. Ces ophthalmiques avaient presque tous aussi des granulations charnues et très anciennes. Mais, en outre, on trouvait à l'hôpital quelques ophthalmiques affectés depuis très peu de temps, et, parmi les soldats de la garnison de Lisbonne, beaucoup de granulés dans un état particulier, traduit par la présence de petites granulations sous la forme de sable très fin, entassées aux angles conjonctivo-palpébraux, spécialement aux angles externes, et d'autres fois encore par quelques vésicules, soit éparses, soit rangées sur les bords adhérents des tarses. Ainsi nous avons ajouté que l'ophthalmie ne pouvait pas être considérée éteinte dans notre armée, et que, sous l'influence de certaines causes, il serait bien possible que cette maladie vînt à prendre des proportions plus redoutables (1).

L'état de notre ophthalmie militaire n'a pas changé dans ses traits principaux depuis 1857. Nous avons vu dès lors plusieurs exacerbations de la maladie dans différents régiments, et elle a pris même la forme épidémique dans un

____

(1) Voyez le *Mémoire* cité, page 29.

cas auquel nous aurons à nous référer. Mais au fond, les choses s'y maintiennent comme cinq ans auparavant, si ce n'est l'augmentation qu'il y a eu dans le chiffre total des affectés.

Ainsi la statistique citée dans notre mémoire montrait que les proportions de l'ophthalmie, pour toutes les autres maladies observées dans les hôpitaux militaires, étaient telles qu'on va le voir depuis 1850 jusqu'à 1855 :

Années.	Maladies des yeux.	Entrées dans les hôpitaux.	Proportions.
1850.	2,852	20,503	1 : 7,25
1851.	2,249	19,203	1 : 8,84
1852.	1,513	19,321	1 : 12,76
1853.	1,119	15,849	1 : 14,16
1854.	819	14,315	1 : 17,52
1855.	790	15,372	1 : 19,45

Mais après la dernière année le mouvement des maladies des yeux dans tous les hôpitaux a été comme il suit :

Années.	Maladies des yeux.	Entrées dans les hôpitaux.	Proportions.
1856.	733	15,316	1 : 20,89
1857.	724	17,390	1 : 24,04
1858.	679	15,158	1 : 22,47
1859.	769	16,979	1 : 20,00
1860.	922	12,472	1 : 13,52

D'où l'on peut conclure que cet ordre d'affections, lequel avait eu une décroissance progressive jusqu'en 1858, a commencé alors de se montrer un peu plus fréquent, en sorte que pour la dernière année (1860), il y a une proportion beaucoup moins favorable.

Pour bien apprécier ce résultat, il faut remarquer que le nombre des malades pour toutes les autres affections a diminué d'une manière très considérable en 1860. Cependant cette influence n'est pas allée si loin qu'on pourrait le croire. Et si la prédominance antérieure de plusieurs autres maladies et de quelques affections épidémiques (deux fois le choléra-morbus, et une fois la fièvre jaune) a été pour quelque chose dans la décroissance numérique qu'on y voit, la proportion maintenue par le chiffre de l'ophthalmie granuleuse et de ses complications avec celle de toutes les autres maladies des yeux y est de nature à faire connaître l'extension dont nous parlons :

Années.	Ophthalmie et ses complications.	Toutes les maladies des yeux.	Proportions.	
1851.	1,638	2,249	72,8 par	100
1852.	1,385	1,513	91,5	100
1853.	813	1,119	72,6	100
1854.	727	819	88,7	100
1855.	736	790	96,9	100
1856.	616	733	84,0	100
1857.	576	724	79,5	100
1858.	568	679	83,6	100
1859.	605	769	76,0	100
1860.	744	922	80,4	100

Voyons maintenant les faits qui expliquent ces résultats, spécialement pour ce qui est de 1860, et remarquons ce qu'ils ont d'important pour l'histoire de cette maladie.

D'abord, parmi les régiments qui ont eu des exacerbations des plus fortes, nous indiquerons le 10ᵉ d'infanterie, lequel fait partie de la garnison de Lisbonne. Ce corps, un des plus affectés au commencement de l'épidémie (1849) et dont la caserne a été accusée, à une époque déjà éloignée, de produire des conjonctivites franches, spécialement dans une de ses compagnies, est maintenant un de ceux où la maladie se prononce davantage. Et outre les germes de l'ophthalmie que quelques soldats ont peut-être entretenus dans le régiment,

nous sommes en droit de supposer qu'il y a, dans les salles
où l'ophthalmie paraît si souvent, quelques conditions très
favorables à son développement. On pourrait même aller
jusqu'à dire que ces conditions ne sont autres que celles que
nous avons étudiées dans notre mémoire, ou ce qui revient
au même, que celles qui résultent de l'agglomération
d'hommes dans une caserne fort peu ventilée, et propor-
tionnellement étroite.

Ainsi, il est avéré que le plus grand nombre de cas d'ophthalmies graves, parmi ceux qui se sont présentés à l'hôpital
militaire de Lisbonne, et surtout pendant la dernière année,
appartenaient au 10ᵉ d'infanterie. Quelques-unes de ces
ophthalmies ont pris la forme purulente, et quelques-uns
des malades ont même perdu la vue d'un œil.

Mais ce qui a contribué plus particulièrement à augmenter
le nombre d'ophthalmiques pendant l'année 1860, c'est sans
doute l'épidémie à laquelle nous avons fait allusion, et dont
le 11ᵉ d'infanterie, caserné à Abrantès, a été victime. En
effet, la statistique de l'hôpital de ce régiment montre que
le chiffre des ophthalmiques qui y sont entrés dans le
second semestre de 1860 et dans le premier de 1861 est
monté à 146. Et s'il fallait énumérer ceux des malades qui
ont été reçus dans une petite infirmerie qu'on a organisée à
la caserne, ce nombre deviendrait un peu plus considérable.

C'est de cette épidémie, par conséquent, que nous nous
occuperons plus spécialement, les autres ophthalmiques,
appartenant à l'observation, pour ainsi dire, ordinaire, étant
tout à fait compris dans le cadre que nous avons tracé à
l'égard des conditions de la maladie en 1855. Mais pour que
cette relation soit aussi vraie que complète, nos renseignements seront puisés dans quelques écrits officiels, et particulièrement dans un rapport qui a été fait par une commis-

sion *ad hoc*, nommée par ordre de M. le ministre de la guerre, au mois de septembre 1860 (1).

Selon l'opinion la plus commune, l'ophthalmie du 11ᵉ d'infanterie aurait été connue au commencement de juillet de cette même année ; cependant la commission a accepté comme très probable que la date du vrai début pouvait se rapporter non-seulement à quelques mois auparavant, mais même à quelques années. Cette supposition a été favorisée par l'histoire d'un certain nombre des malades qui étaient en traitement dans l'hôpital. Et la commission ajoute encore, d'après quelques renseignements d'un ancien chirurgien major, que pendant que le régiment avait été caserné à Beja (une des villes de la province d'Alemtejo), il n'y avait eu aucun cas d'ophthalmie granuleuse, malgré la prédominance que la maladie offrait alors dans plusieurs corps de l'armée ; tandis que, après que le régiment fut venu à Abrantès, on avait observé les deux premiers ophthalmiques parmi les soldats qui revenaient de faire le service dans la ville de Castello-Branco, où l'ophthalmie avait fait des ravages, tant au 8ᵉ de chasseurs à cheval, qui se trouve toujours dans cette même ville, qu'au 12ᵉ d'infanterie, tout le temps qu'il y a été détaché, et aussi dans son casernement ordinaire, à la ville da Guarda.

Toutefois, en discutant cette cause de l'ophthalmie du 11ᵉ d'infanterie, la commission a établi qu'il était très difficile, sinon impossible, de bien déterminer si la maladie avait eu son commencement par l'effet de la contagion, comme l'on supposait ; et, tout en admettant le doute sur la véritable origine ou sur la cause efficiente, elle a cru devoir

(1) Cette commission était composée de MM. A. Gomes do Valle, chirurgien de brigade honoraire au bataillon du génie ; C. J. dos Santos e Silva, chirurgien-major au 1ᵉʳ de chasseurs, et J. A. Rosado, chirurgien-major au 1ᵉʳ régiment d'infanterie.

regarder comme très influente, soit à titre de cause déter-
minante, soit comme cause de la diffusion de la maladie, la
constitution médicale qui s'était prononcée à Lisbonne et
dans ses environs, pendant l'été de 1860, par le développement des maladies catarrhales, et par la prédominance de
l'ophthalmie dans plusieurs régiments de la garnison de la
capitale. C'est ainsi que la commission, en examinant avec
beaucoup de soin tous les malades qui étaient à l'hôpital, et
encore tous les autres soldats du régiment, fait remarquer :
que « l'ophthalmie, comme toujours, dans l'armée portugaise, offrait le plus souvent les caractères de l'affection
catarrhale, chez les uns déjà avec des granulations sous la
forme de sable très fin, et chez les autres avec le degré de
conjonctivite granuleuse proprement dite. »

En tout cas, que l'ophthalmie se soit primitivement développée par cet ordre de causes, ou qu'elle ait commencé par
la contagion, la commission a conclu qu'il était bien facile
de concevoir que la plus grande diffusion devait être attribuée
soit à la permanence des causes dont elle avait tiré son
origine, ou qui l'entretiennent presque partout, soit, et plus
raisonnablement, par la transmission directe ou par l'infection qui eut lieu après.

Cette manière d'apprécier la cause de l'épidémie n'était
pas différente de l'explication que nous avions trouvée de
l'origine et de la diffusion de l'ophthalmie depuis 1849, elle
était même d'accord avec l'opinion générale des médecins
militaires portugais ; et c'est par conséquent à de très justes
titres qu'elle a reçu une approbation complète. La cir-
constance indiquée de la préexistence de plusieurs cas de
granulations dans le régiment ; cette autre non moins
importante d'une constitution atmosphérique catarrhale se
prononçant à Lisbonne et ailleurs par l'exacerbation des

anciens cas d'ophthalmie, et enfin les causes proégumènes qui accompagnent le soldat dans toutes les casernes, en y favorisant la genèse des maladies qu'on peut dire infectieuses, donnent, à ce que nous croyons, la mesure des conditions étiologiques au milieu desquelles nous pouvons trouver toute la raison du développement de l'ophthalmie. Et ces circonstances étaient d'autant plus acceptables pour l'explication de cette petite épidémie, que le casernement du 11ᵉ d'infanterie pouvait être regardé comme un des plus défectueux, où l'encombrement était reconnu et tout à fait visible, parce que la mensuration des casernes a montré seulement 12ᵐᶜ,2 pour chaque soldat.

Nous ne nous laisserons pas entraîner par le désir de soumettre une fois encore à la discussion cette idée de l'origine la plus probable, et, selon notre avis, la plus fréquente des ophthalmies épidémiques des armées, des pensionnats, de toutes ces grandes agglomérations d'individus, où cette maladie a l'habitude de faire ses ravages. Les raisons qui nous ont porté à reconnaître et à défendre cette manière de voir, sont assez développées, nous le croyons, dans notre mémoire, et nous ne ferions que nous répéter sans y ajouter une idée neuve. Mais ce qu'il faut dire, c'est qu'il y a un fait de plus dans cette épidémie du 11ᵉ d'infanterie, coïncidant avec l'exacerbation de l'ophthalmie parmi les autres régiments cantonnés à Lisbonne, pour accepter encore comme une conclusion tout à fait démontrée celle même que le congrès de Bruxelles a aussi établie pour ce qui est de l'origine des ophthalmies militaires ou granuleuses dans beaucoup de circonstances (1).

(1) Enfin, sous l'influence de causes d'irritation des organes oculaires, de mauvaises conditions hygiéniques, de l'encombrement surtout, les faits prouvent que l'ophthalmie catarrhale, sporadique ou épidémique, peut revêtir les caractères de l'ophthalmie dite *militaire*, et

C'est sous ce point de vue que l'histoire de l'ophthalmie militaire portugaise devient surtout profitable ; car l'enseignement s'y fait complet sur ce qu'il conviendrait d'adopter partout où cette maladie paraîtrait. Et si l'ophthalmie de l'armée portugaise n'a pas tout à fait disparu, si l'on n'a pas profité de cet enseignement autant qu'on devait s'y attendre, il faut en voir la cause dans la grande difficulté, si ce n'est dans l'impossibilité même d'arriver à une adoption exacte de toutes les règles qui dérivent de cette manière d'envisager la question. Comme tout le monde le sait, les occupations d'une armée permanente, même dans le temps de la paix, ne comportent pas toujours l'exécution complète d'un système de préceptes hygiéniques ; et tant qu'une maladie n'est pas assez grave pour éveiller l'attention des gens étrangers aux dictamens de la médecine, c'est très difficile qu'on arrive à concilier les vues générales pour la pratique rigoureuse de tous ces soins, qu'on regarde bientôt comme inutiles et toujours gênants.

Ce qu'il faut pour qu'on puisse profiter des leçons de l'expérience, c'est qu'en présence d'une épidémie de cet ordre, on arrive de bonne heure à faire suivre sans la moindre réserve tous les préceptes que le congrès de Bruxelles a votés, et que le bon sens même nous ordonne. L'épidémie parcourra sans doute ses phases ordinaires ; les affectés se trouveront peut-être dans des circonstances graves, par l'effet primitif de la cause ; mais la diffusion de la maladie sera entravée, et c'est là le grand profit qu'on aura a en tirer. Ainsi la répétition des vœux du congrès d'ophthalmologie, par la société qui vient d'être inaugurée et par toutes les autorités de la science, pourra s'attendre à

servir de point de départ à une nouvelle épidémie. (Voyez le *Compte rendu du congrès d'ophthalmologie*, p. 478.)

une généralisation de ces mêmes vœux, et surtout à faire accepter comme il le faut l'importance de toutes les mesures de prophylaxie, les seules d'un pouvoir certain pour conjurer une maladie dont la tendance à se perpétuer est bien connue.

Quelle que soit l'opinion qu'on se forme de la nature de l'ophthalmie, et de quelque manière qu'on la dénomme, les précautions à prendre dans le commencement d'une épidémie sont toujours les mêmes. Voilà les raisons pour n'entreprendre aucune discussion sur les différentes manières sous lesquelles l'ophthalmie a été envisagée. Qu'on suppose cette ophthalmie tout à fait spéciale, d'une nature particulière, comme l'ont fait, entre autres, MM. Hairion, Fallot et Warlomont ; qu'on admette cette ophthalmie comme une maladie dépourvue de spécificité, ainsi que l'a fait M. Wleminckx ; qu'on aille jusqu'à faire des distinctions entre une ophthalmie produit de l'irritation, et celle qui résulte d'un virus spécial, comme le veut M. le professeur Thiry, toujours est-il vrai que les conséquences qui en découlent, voire même parmi ceux qui acceptent avec beaucoup de réserve la transmission directe, et ne veulent pas admettre la contagion indirecte, sont toujours formulées de la même manière, non-seulement pour ce qui est des affectés, mais de ceux qui ne le sont pas du tout, et qui, selon toutes les opinions, doivent être l'objet de certaines pratiques de prophylaxie, en y comprenant la séparation.

Dans une question où l'on a abouti à régler des principes si généraux, malgré la dissidence des vues, on peut beaucoup faire. Soit que ces règles représentent les conséquences logiques des faits admis d'avance, soit qu'elles deviennent seulement des concessions en dépit des idées théoriques, comme il arrive parmi les défenseurs de la non-contagion, tout y est au complet pour l'application la plus utile. Les discussions qui ont eu lieu au congrès d'ophthalmologie, celles qu'on peut voir aux archives de la science, les résultats même des différentes vues qui se sont débattues dans l'Académie de médecine de Belgique en 1858, permettent, sans aucun doute, de prévoir cette manière de juger la question, quoiqu'on puisse s'attendre à bien des réserves de la part de ceux pour qui la confirmation des faits de la contagion laisse beaucoup à désirer.

Du reste, notre manière de penser, à ce sujet, est si formellement établie, soit dans le mémoire cité, soit dans la série d'articles que nous avons publiés dans le journal de médecine l'*Escholiaste medico,* qu'il n'est pas nécessaire d'en faire maintenant une exposition plus détaillée. Ces opinions, nous les avons vues partagées par M. le docteur Gousée à l'Académie de médecine de Belgique, et notre espoir est qu'elles seront tout à fait adoptées comme les seules qui s'appuient sur des faits dépourvus d'appréciations forcées (1).

(1) Nous avons dit dans la fin de la deuxième partie de notre mémoire (page 54): « Pour nous résumer, nous pensons : 1° que l'ophthalmie de l'armée portugaise a eu sa source primitive dans une constitution épidémique catarrhale qui a régné surtout à Lisbonne et à Vianna do Castello en 1848 ; 2° que cette cause a été secondée dans son action par les conditions antihygiéniques des casernes, en prédisposant les soldats affectés ; 3° que ces mêmes conditions ont concouru à la manifestation de l'épidémie avec les caractères plus graves où elles étaient plus prononcées ; 4° que de ces conditions antihygiéniques, on peut considérer comme la principale l'encombrement dans les casernes ; 5° enfin que la maladie, ainsi développée et entretenue, s'est étendue avec plus de gravité depuis que l'influence d'une constitution épidémique pouvait être considérée comme éteinte, en agissant par la contagion directe, et encore très probablement par l'infection. »

M. Gousée, dans la discussion remarquable suscitée à l'Académie de médecine de Belgique, a soutenu : 1° que la nature de l'ophthalmie

III. — Le traitement le plus efficace des granulations palpébrales et de ces complications ordinaires.

La dernière partie de notre mémoire était destinée à faire connaître la méthode de traitement qu'on avait adoptée en Portugal, après un grand nombre d'essais plus ou moins infructueux, contre les granulations palpébrales et plusieurs de leurs complications. Le point de départ en était qu'on possédait des moyens presque certains de combattre un des produits les plus redoutables de l'inflammation de la conjonctive palpébrale, et en même temps plusieurs désordres dont il est très souvent la cause, spécialement du côté de la cornée. Cependant le congrès n'a pas eu l'occasion d'évaluer par la pratique tout ce qu'on pourrait gagner à la généralisation de ce traitement, et malgré ce que nous avons dit à cet égard dans une des séances de la première section, la conclusion adoptée dans le résumé des travaux n'a pu comprendre rien qui fût favorable à la recommandation que nous avions sollicitée. Ainsi, en rappelant l'attention des ophthalmologistes sur la méthode que nous avons vantée, nous croyons qu'on y reconnaîtra un service, dont les armées pourront surtout profiter ; car si l'on consulte les archives de la médecine militaire des différents pays, on se convainc que c'est encore aux anciennes ressources que la plupart des médecins s'adressent, c'est-à-dire aux cautérisations, à l'acétate de plomb neutre, aux collyres astringents et résolutifs, etc.

militaire est celle de l'ophthalmie simple à son commencement ; 2° que l'influence épidémique et l'encombrement la modifient de la manière qu'on a observée dans celle qui est dénommée ophthalmie militaire ; 3° enfin que la propagation se fait par la contagion favorisée par l'agglomération d'individus.

Ce qui a pu faire prêter moins d'attention à ce traitement, auquel nous avons donné le nom de M. France (de Londres), c'est peut-être la confusion qui s'y serait introduite, en mettant sur la même ligne les scarifications suivies de l'application immédiate du sulfate de cuivre, selon une manière tout à fait spéciale, et les scarifications telles que les ont conseillées tous les auteurs d'ophthalmologie.

En effet, rien n'y est plus commun que la recommandation des scarifications contre l'état granuleux de la conjonctive palpébrale. Et à ce point de vue, si l'on voulait donner à quelqu'un la gloire de la découverte, on irait jusqu'à Hippocrate, car c'est déjà dans les ouvrages du père de la médecine que cette ressource commence à être prônée. Même parmi les modernes ne voyons-nous pas les premiers ophthalmologistes en faire l'éloge, pour les cas de granulations palpébrales? Tyrell, Cunier, Rognetta, comme presque tous les médecins oculistes qui les ont devancés, veulent qu'on s'adresse à ce moyen comme un des plus sûrs pour combattre cette complication si opiniâtre; et encore peut-on voir que tous les ouvrages récents parlent d'une manière plus ou moins détaillée de cette petite opération d'oculistique à propos de l'état granuleux de la conjonctive (1).

(1) Nous citerons quelques-uns des plus importants, pour bien apprécier la question :

« Après avoir excisé d'un coup de ciseaux courbes sur le plat, et sans l'aide de pince, les granulations isolées les plus saillantes, on scarifie tout le reste de la surface granulée par des incisions en hachures superficielles pratiquées avec une lancette, ou mieux encore avec le scarificateur de Himly, représenté sur l'une des planches destinées aux instruments. On favorise l'écoulement du sang en faisant éponger la surface saignante avec de l'eau chaude. Lorsque le sang est arrêté, on emploie avantageusement des fomentations froides sur la surface externe des paupières fermées, pour dissiper rapidement la douleur et modérer l'inflammation occasionnée par les incisions. On peut revenir deux ou

Toutefois, la méthode dont il s'agit doit être regardée comme bien différente, et c'est à très juste titre que le nom du chirurgien anglais vient la spécifier. Le scarificateur (celui de M. Desmarres) est employé dans une certaine direction, c'est-à-dire le tranchant de l'instrument doit tomber à angle droit sur la surface de la conjonctive ; les incisions, d'une bien grande multiplicité et d'une très petite extension, sont faites parallèlement aux cartilages palpébraux, avec le soin de ne pas aller outre le tissu de la conjonctive, mais en les combinant dans certains cas avec la division de l'angle externe des paupières, pour faciliter le renversement de ces parties, et en les faisant toujours suivre

trois fois par semaine à ces scarifications, et, les jours libres, à la cautérisation avec le sulfate de cuivre. Concurremment, on emploie les collyres astringents et les pommades indiquées plus haut. » (*Iconographie ophthalmologique* de Sichel, p. 37.)

Scarifications. — « Elles sont quelquefois très utiles ; on y revient aussi souvent que l'état des parties l'exige, en prenant garde toutefois de ne les point faire trop profondes. Elles auraient, de même que l'excision maladroite, l'inconvénient de produire, à la face postérieure des tarses, des cicatrices qui, par leur dureté, dépoliraient la cornée à la manière des granulations mêmes. » (Desmarres, *Traité des maladies des yeux*, t. II, p. 141.)

Scarification. — « Une ressource dont je ne saurais assez préconiser l'emploi consiste dans la division des surfaces avec la lancette, ou mieux avec un scarificateur. Les médecins qui se sont succédé à mes consultations cliniques ont tous été surpris des résultats qu'elle fournit ; tous, sans exception aucune, m'ont assuré qu'aucun moyen ne valait celui-là parmi les expédients qu'ils voyaient mettre en œuvre dans les autres consultations ophthalmologiques. La scarification doit être délicatement pratiquée avec un instrument bien tranchant, et n'effleurer que la superficie des parois granuleuses ; si le couteau pénétrait profondément dans les tissus, le procédé serait mille fois plus nuisible qu'utile. Je scarifie à larges traits transversalement, et quelquefois verticalement. Il m'arrive souvent aussi, quand les granulations sont exubérantes, de diriger le tranchant à plat, de manière à les enlever parde l'application du sulfate de cuivre, *séance tenante*. Il y a vraiment un *modus faciendi* qui appartient en propre à cette méthode, et que l'on ne trouve pas dans la manière d'agir recommandée par les auteurs ; en sorte que, pour que l'application soit faite selon les préceptes établis, il faut qu'après la scarification, et quand le sang n'y paraît plus, on ne puisse reconnaître que de très légers vestiges de ces incisions, ou pas du tout.

C'est aussi faute de tous ces soins, que le résultat aura pu faire défaut dans quelques circonstances ; et, sous ce point de vue, nous pensons qu'il est assez important d'insister sur tous les détails, parce qu'on pourrait attribuer à la méthode ce qui n'est que l'effet d'une mauvaise application. Tous les

tiellement par abrasion ; c'est en partie pour ce motif que j'ai substitué au scarificateur de M. Desmarres un instrument qui n'en diffère que par une plus grande longueur de la lame (pl. 6, fig. 7). L'opération terminée, l'œil est plongé dans un vase rempli d'eau où le sang s'écoule avec abondance ; l'administration, pendant huit ou dix minutes, d'une douche oculaire, présente ici de grands avantages. Je pratique habituellement ces scarifications de deux jours l'un. Elles sont exemptes de souffrances, tant que les granulations offrent des dimensions de quelque importance. Le malade n'accuse généralement quelques picotements douloureux que lorsque les productions granuleuses se sont de beaucoup réduites, que les surfaces sont à peu près aplaties et que la guérison semble prochaine. » (Deval, *Traité théorique et pratique des maladies des yeux*, p. 237.)

« Les scarifications seront nombreuses et superficielles, et l'on facilitera l'écoulement sanguin jusqu'à ce que la muqueuse palpébrale ait acquis une certaine pâleur. Je ne connais pas de moyen qui produise une amélioration et un soulagement plus rapides, lorsque les granulations sont à l'état aigu, ou que des granulations chroniques éprouvent une recrudescence aiguë ou sous-aiguë..... et il est avantageux de faire de nombreuses incisions cruciales sur les granulations vésiculeuses qui occupent le cul-de-sac rétro-tarsien. » (Note de M. Foucher, traducteur du *Traité pratique des maladies des yeux*, par Wharton Jones, p. 275.)

médecins portugais qui ont eu l'occasion de recourir à la
méthode de M. France, depuis la recommandation que nous
avons faite dans le journal l'*Escholiaste medico*, sont maintenant de cet avis, et il y en a même quelques-uns qui ont
signalé cette condition de réussite. Nous donnerons quelques
preuves de ces opinions des médecins portugais, tout en nous
référant d'abord à celle de M. Sa Mendes, le premier qui,
dans le Portugal, a essayé sur ses malades la méthode de
M. France, et celui qui nous a fourni les observations qui
ont été comprises dans notre mémoire.

Ainsi M. Santos e Silva, chirurgien-major au 1ᵉʳ de chasseurs, dans un *Compte rendu* de sa clinique des maladies oculaires (1), en décrivant le traitement qu'il croit le plus profitable pour combattre l'état aigu de l'ophthalmie granuleuse, et encore l'état sous-aigu, y fait ressortir les avantages
qu'il a obtenus de l'emploi de différents moyens, aussi bien
que de la scarification combinée avec la cautérisation par le
sulfate de cuivre, quand l'inflammation avait cédé. En
même temps il décrit les résultats que lui avaient donnés
les scarifications et les applications du sulfate de cuivre
contre les granulations à l'état sous-aigu, bien qu'il fallût
mettre beaucoup de précaution dans l'usage de ces moyens,
que quelques malades ne pouvaient pas supporter, à cause
de la grande excitation développée dans ces circonstances.
Mais en parlant de l'état chronique, de ce même état contre
lequel M. Sa Mendes a reconnu pratiquement l'avantage de
la méthode de M. France, et qui a toujours fait le désespoir
des praticiens les plus expérimentés, M. Santos e Silva dit :
« J'ai employé tous les traitements, et celui qui m'a donné
plus de profit, dans la majorité des cas, ce fut la méthode

____

(1) Voyez l'*Escholiaste medico*, nᵒ 138 de la 3ᵉ série, du 30 septembre
1860.

des scarifications suivies de la cautérisation avec le sulfate
de cuivre. La granulation (ou la conjonctive), dans cette période de la maladie, saignait avec plus de facilité, sauf quelques exceptions, que dans d'autres circonstances. Quand
l'opération était finie, on voyait la conjonctive reprendre
une couleur blanchâtre, et les granulations même devenir
plus petites, à ce qu'il paraissait. Je me souviens dans ce
moment d'un de mes malades en traitement de quelques
lésions kératiques, se trouvant déjà aveugle de l'œil droit, et
qui était entré dans l'hôpital avec un grand nombre de granulations charnues, qui donnaient à la surface interne des
paupières l'aspect d'une mûre. Chez ce malade les scarifications et le sulfate de cuivre ont fait disparaître presque com-
plétement les granulations dans un mois et demi. Cet homme,
avant son entrée à l'hôpital, avait été en prison pendant
quelque temps sans jamais accuser sa maladie, et c'est
pour cela qu'elle était arrivée à ce degré si fortement pro-
noncé. »

D'une manière encore plus concluante nous trouvons exposées les opinions d'un autre clinicien, M. Rosado, chirurgien-major au 1ᵉʳ régiment d'infanterie. Dans un *Compte
rendu* de sa clinique des maladies oculaires, ce praticien s'ex-
prime ainsi : « J'ai eu à soigner quarante et un malades de
conjonctivite granuleuse. Ils présentaient différentes pé-
riodes de cette maladie ; mais aucun d'eux ne laissait pas
d'être atteint de granulations charnues bien visibles, pour la
plupart comme du sable très fin (sablonneuses), mais aussi
en grand nombre très développées, en sorte que, quand on
renversait la paupière, elle offrait l'aspect qui l'a fait com-
parer à une mûre : tel était le volume des granulations.

» Le traitement employé pour combattre ce fléau a été,
comme dans d'autres occasions et fort souvent, la méthode

vantée par quelques ophthalmologistes, tant étrangers que nationaux, c'est-à-dire *les scarifications suivies de la cautérisation avec le sulfate de cuivre*, parce que, selon mon expérience, c'est le plus bref et le plus efficace... (1). »

Dans un autre endroit de ce même *Compte rendu*, M. Rosado ajoute encore au sujet de cette méthode : « J'ai toujours obtenu un très bon résultat de ces moyens ; il paraît que les malades guérissent bien plus vite qu'avec la simple cautérisation, même quand on fait usage de l'azotate d'argent ; et au moins, ce qui est hors de doute, c'est que l'état aigu disparaît très facilement par suite de la saignée locale. Ainsi je n'ai pas encore eu l'occasion de m'en repentir, et je continuerai d'employer les mêmes moyens autant qu'ils seront les plus favorables. »

Dernièrement encore, M. le docteur Cunha Belem, chirurgien au 16ᵉ d'infanterie, en formulant des conclusions à l'égard du traitement des ophthalmiques du régiment où il servait alors (le 11ᵉ d'infanterie), assure que les scarifications sont toujours un moyen excellent quand la conjonctive se présente très rouge et enflée, et que la méthode de M. France produit des résultats admirables dans les cas de granulations charnues (2).

Pour ne pas accumuler les témoignages d'autres médecins militaires portugais, dont un grand nombre s'est trouvé à même d'évaluer pratiquement la méthode dont il s'agit, nous finirons par faire remarquer que, avec plus ou moins de restrictions, ils sont tous d'accord sur le succès de ce traitement dans l'état chronique de l'ophthalmie, pour com-

---

(1) Voyez l'*Escholiaste mediço*, n° 145 de la 3ᵉ série, du 15 décembre 1860.

(2) Voyez le *Compte rendu* de la clinique de M. le docteur Cunha Belem, dans le n° 156 de l'*Escholiaste medico* du 30 juin 1861.

battre les granulations et leurs complications, bien que dans
d'autres circonstances il puisse être encore d'un grand profit,
comme nous l'avons établi dans notre mémoire. Si au commencement de l'ophthalmie, l'élément inflammatoire y est
pour beaucoup, ou s'il y représente même toute la maladie,
bientôt arrive le moment où le produit morbide, la granulation, prend le dessus, pour être en même temps l'effet de
l'état primitif et la cause de plusieurs accidents secondaires,
surtout kératiques : c'est dans cette occasion spécialement
que la méthode en question a donné parmi nous des succès
extrêmement remarquables.

Hors du Portugal il se passe encore quelque chose qui
peut être cité à l'appui de l'efficacité de cette méthode de
traitement. Nous voulons parler des essais nombreux qu'on
doit à M. le docteur Mariano, médecin militaire italien, dont
la manière d'agir dans les cas de granulations conjonctivales
a été l'objet d'un article publié dans le *Giornale di medi-
cina militare* qui paraît à Turin. Mais comme il y a quelques différences dont il faut tenir compte, à côté d'une
partie qui vient corroborer nos assertions, nous en ferons
un bref exposé, tout en passant sous silence une question
de priorité, qui, sans doute moins utile dans ce moment,
y pouvait être agitée.

Ainsi M. Mariano, après avoir renseigné le lecteur sur les
475 cas de granulations qu'il a eu à soigner dans une certaine période, dit : « Le moyen le plus bref, le plus direct,
le plus sûr et le plus économique pour obtenir la guérison
de cet état, est la scarification combinée avec la cautérisation de la conjonctive. Les scarifications pour combattre
cette espèce de maladie, et spécialement les granulations, ne
sont pas un traitement nouveau, et la seule innovation qu'elles
présentent, c'est l'invention du scarificateur. Toutefois on l'a

employé moins souvent que nous ne le faisons depuis quelque temps. J'ai l'habitude de pratiquer la scarification comme une méthode générale ; je la répète tous les jours ou dans des jours alternés, jusqu'au dégorgement complet de la conjonctive, mais en la faisant suivre toujours de la cautérisation. Par conséquent, ma méthode est mixte, de scarification et de cautérisation, en comptant et avec la résolution et avec la destruction de ces produits pathologiques si opiniâtres.

» Voici comment s'exécute cette opération. Je renverse la paupière, ensuite avec une compresse molle et poreuse j'enlève avec soin de la conjonctive tout le muco-pus ; je reconnais si les granulations sont plus ou moins dures et anciennes ; avec une compresse un peu plus dure et pliée, je frotte ces produits pour y activer la circulation capillaire, et enfin avec la lancette tenue obliquement je pratique des incisions transversales, d'abord sur la paupière supérieure et ensuite sur l'inférieure. Les incisions doivent être superficielles, c'est-à-dire qu'elles ne doivent pas excéder l'épaisseur du chorion conjonctival, pour que la force contractile dont cette membrane est dotée ne donne pas lieu à des blessures trop larges, d'où résulteraient des cicatrices qu'il y a tout intérêt à éviter. Dans ce but, la lancette sert mieux que le scarificateur, parce qu'on peut faire les incisions avec plus de régularité, en les limitant plus facilement selon le point où l'on opère : le scarificateur ne peut pas s'appliquer également à une superficie aussi âpre et irrégulière que la conjonctive dans ce cas. Lorsque les incisions sont faites, le sang commence de sortir plus ou moins abondamment, d'une couleur plutôt noire que rouge, et mêlé à d'autres humeurs, telles que les larmes et les fluides plastiques, parce que *les incisions comprennent aussi bien les capil-*

laires sanguins que les canaux nutritifs et sécrétoires. Après que j'ai laissé écouler ces humeurs, j'essuie très bien la surface avec la compresse, et je fais immédiatement l'application du caustique de Desmarres, *presque toujours en commençant par le plus fort, et en ayant le soin de le faire passer une fois et l'autre par un mouvement de bascule.*

» L'application du caustique donne les résultats suivants : 1° Elle fait changer immédiatement la couleur du sang, qui devient rouge et artériel, de noir et veineux qu'il était, en raison de l'oxygène que lui cède le caustique. 2° L'écoulement, qui était déjà affaibli après l'application du caustique, augmente très rapidement et d'une manière remarquable, ce qui est le résultat de la sécrétion plus forte des larmes, et encore de la contraction que le caustique exerce sur les capillaires incisés, en faisant écouler leur contenu. 3° Le caustique pénètre dans le fond des scarifications, et il va exercer son action sur la base des produits granuleux, en restant ainsi dans des conditions plus favorables à l'absorption.

» Après la cautérisation, j'essuie une autre fois la surface cautérisée, en employant une nouvelle compresse, dans le but de nettoyer tant le sang que les particules du caustique qui pourraient y être logées.....

» La cautérisation précédée des scarifications n'est pas suivie d'une réaction très forte. Le lendemain, les yeux se trouvent moins gorgés de sang, la sécrétion devient moins purulente et moins copieuse ; alors je renouvelle l'opération. Le troisième ou le quatrième jour, la conjonctive commence à pâlir, l'inflammation diminue et retourne au point d'où elle était partie, c'est-à-dire qu'elle se restreint à la conjonctive tarsique déjà pâlie ; les granulations, manquant de nutrition, s'atrophient ; les ulcères perdent leur irritation, en cheminant vers la cicatrisation ; la vascularisation se limite peu à peu, et en un mot toutes les affections secondaires des granulations vont en décroissant de plus en plus. Quand les choses sont arrivées à ce point, je cesse les scarifications, et je continue la cautérisation, qui dans ce cas est très bien supportée et n'est pas susceptible de son plus grand inconvénient, la réaction (1). »

Ce qui vient d'être copié, abstraction faite de quelques vues explicatives qu'il ne faut pas discuter ici, est, sous plusieurs rapports, un témoignage de plus à l'appui de la méthode de M. France, toute modifiée qu'elle y paraît. Cependant qu'il nous soit permis d'ajouter encore quelques remarques.

L'analogie du traitement préconisé par M. Mariano avec celui qui a été conseillé à Londres par le professeur France, et que nous avons fait généraliser dans le Portugal depuis 1854, ne peut plus être douteuse ; et, pour le dire en passant, malgré ce qu'en assure le médecin militaire italien, il y a toujours une partie aussi nouvelle, même en faisant exception de l'emploi du cathérétique, que dans la saignée de l'œil recommandée depuis quelques années par M. Desmarres, pour remédier à d'autres cas d'affections oculaires.

Toutefois nous voulons croire que les avantages se trouvent du côté de la méthode de M. France, dégagée de toutes les modifications que M. Mariano y a introduites, et lesquelles en constituent une manière d'agir bien différente, malgré l'analogie que nous avons indiquée, et qu'on remarque sans doute dans quelques points capitaux.

(1) Voyez pour l'exposition complète des idées de M. le docteur Mariano, l'article que nous avons écrit dans le journal l'*Escholiaste medico*, n° 135 de la 3ᵉ série, du 31 août 1860.

L'afflux de sang que M. Mariano excite dans les granulations avec la compresse est au moins entièrement inutile, les vaisseaux conjonctivaux étant très volumineux dans les produits granulaires, et la circulation capillaire s'y faisant très activement. Mais ne serait-il pas nuisible peut-être de déterminer un stimulus plus fort que celui qui est particulier à l'opération au moment de l'exécuter? Ensuite la préférence que M. Mariano veut qu'on donne à la lancette sur le scarificateur n'est vraisemblablement pas très justifiée, bien qu'il puisse y avoir une question d'habitude. Enfin, nous sommes disposé à soupçonner que la prédilection de M. Mariano pour le caustique de M. Desmarres n'a pas, de son côté, des raisons bien solides, en général, pour en assurer la supériorité sur le sulfate de cuivre. Le plus souvent, les granulations étant simplifiées par le dégorgement des vaisseaux, l'action plus astringente que cathérétique du sulfate de cuivre est bien suffisante pour obtenir la réduction des produits granuleux de la conjonctive, sans courir le risque de trop exciter la vitalité de l'œil, comme cela peut arriver par la moindre graduation du caustique de M. Desmarres ; et nous l'avons déjà reconnu pratiquement.

A côté de ces différences bien apparentes, nous avons peut-être raison de soupçonner qu'il y en a encore d'autres à l'égard du nombre et de la direction des scarifications. Le médecin militaire italien parle de *quelques* scarifications, et n'en détermine pas le nombre, ni la direction relative ; quoique leur multiplicité, s'élevant de 30 à 40, à 50 ou même à 60, leur longueur, leur profondeur, ainsi que leur direction parallèle au bord libre des paupières et des unes aux autres, soient des conditions que nous avions vues recommandées par M. France, et que M. Sa Mendes a très positivement fait remarquer, lors de son exposition sur le traitement.

D'ailleurs il est bien facile de comprendre que chacune de ces règles est fondée sur une raison. Ainsi, par exemple, la multiplicité des incisions est motivée par l'effet plus égal du dégorgement qu'on obtient de la surface conjonctivale et par la plus grande quantité de sang qu'elles donnent ; le peu de longueur des incisions l'est de même par la nécessité de leur grand nombre ; leur direction s'explique également par la facilité de la manœuvre, et permet de comprendre dans un espace très court la multiplicité d'incisions sans qu'elles s'y rencontrent, et d'obtenir une cicatrisation plus prompte sans laisser le moindre vestige ; enfin le peu de profondeur est adopté dans le but *d'amoindrir la blessure des organes nutritifs et sécrétoires*, ces mêmes parties que M. Mariano veut qu'on intéresse par les incisions. L'intégrité que doivent avoir à l'avenir les organes palpébraux, et l'égalité, la souplesse et le poli de la surface, sont des motifs assez importants pour craindre cette manière d'agir ; et c'est pourquoi nous n'hésitons pas à regarder comme supérieur le mode d'opérer les scarifications qu'on emploie en Portugal (1).

Toutefois, si l'on fait exception de ces différences, il n'est pas difficile de voir ici, nous le répétons, un témoignage bien valable pour la recommandation de la méthode de M. France ; et tout en nous réjouissant avec le médecin italien du bénéfice qu'il aura ainsi trouvé pour ses malades, nous croyons que tout esprit libre de préoccupation doit accepter dorénavant cette pratique comme justement propre à

(1) On peut voir encore quelques autres considérations que nous avons exposées à ce sujet dans le journal indiqué (*Escholiaste medico*, n° 136, du 31 août 1860).

combattre avec plus de certitude qu'aucun des autres moyens conseillés jusqu'à présent, l'emploi rationnel et méthodique des scarifications suivies de la cautérisation avec le sulfate de cuivre.

Maintenant doit-on supposer que l'effet de cette méthode soit toujours et partout aussi sûr qu'efficace? Non ; il faut convenir qu'il y a des exceptions, bien que rares, comme dans toute autre méthode thérapeutique. Et sous ce point de vue, sans nullement préjuger de ce que M. Sa Mendes a si bien établi au sujet des indications (1), il est encore important d'entendre les autres médecins qui sont égalemen expérimentés.

Ainsi M. Santos e Silva, un des médecins militaires qui a déjà été cité, dit que « c'est dans l'état de chronicité qu'on trouve la granulation plus opiniâtre ; en sorte que chez quelques malades qui ont été soumis à toute espèce de traitement, les granulations restent parfois stationnaires et désespérantes. C'est dans ces cas, dit-il encore, que je trouve quelquefois indiqué un congé temporaire, pour avoir après l'occasion de recommencer le traitement. » M. Rosado, un autre de nos médecins militaires, fait aussi connaître qu'il y a des cas exceptionnels où il est obligé d'avoir recours à l'azotate d'argent, et c'est spécialement quand il s'agit de combattre les granulations calleuses avec très peu ou point d'inflammation, en donnant pourtant la préférence au crayon d'azotate, et non au caustique liquide, à cause de la plus grande facilité avec laquelle on peut le manier.

Enfin, voici encore quelques recommandations faites par M. Mariano, lesquelles sont d'accord avec la plupart des résultats de la clinique des médecins portugais. Nous aimons

(1) Voyez notre *Mémoire*, 3° partie, p. 59 et suiv.

à les reproduire comme une confirmation de plus à l'égard de l'analogie que nous avons indiquée, et de quelques exceptions dans le mode d'emploi du scarificateur et du caustique. Le médecin italien conseille de faire les premières cautérisations très légèrement, en épiant, pour ainsi dire, la susceptibilité de chaque malade, pour employer tour à tour l'azotate d'argent, le caustique de Desmarres et le sulfate de cuivre. Quand on a fait usage, pendant quelque temps, d'un de ces cathérétiques, il croit nécessaire de lui en substituer un autre, parce que la conjonctive peut devenir insensible à son action. De même, quand les granulations sont calleuses et anciennes, il les touche tout d'abord avec le crayon de nitrate d'argent, très légèrement et dans une très petite étendue, en ayant toujours le soin de bien essuyer la partie, pour y pouvoir limiter la cautérisation. C'est pour les granulations récentes et cellulo-vasculaires qu'il réserve le caustique de Desmarres et le sulfate de cuivre. Si, après la cautérisation, la conjonctive devient une autre fois grosse, et si l'état aigu reparaît, il recommande l'emploi des scarifications suivies d'une autre cautérisation plus faible. Vers la fin du traitement, il diminue l'intensité de ces applications, et termine la guérison par un collyre astringent ou avec une dose très petite d'azotate d'argent, quand il subsiste quelque état aigu. A la fin, les malades sont mis en observation, et on ne les congédie que quand ils sont dûment guéris.

Comme accessoire du traitement, M. Mariano croit beaucoup à l'efficacité d'une vie active à l'air libre. Ainsi il a l'habitude de permettre à ses malades la promenade pendant la matinée, en profitant de l'occasion pour faire ventiler les salles et y terminer la police avant qu'ils y reviennent. Et en effet, dans une maladie telle que l'ophthalmie granuleuse, où la viciation de l'air par l'encombrement peut avoir une influence si décisive pour le développement des germes morbides, on ne doit pas méconnaître la valeur d'un semblable précepte.

De tout ce qu'il vient d'être dit, nous sommes en droit de conclure que, comme nous l'avions assuré, la méthode dont il s'agit est aujourd'hui plus que jamais démontrée dans les bienfaits qu'elle apporte à la guérison de l'état le plus fréquent et le plus grave parmi les phénomènes morbides que l'on connaît sous le nom d'ophthalmie militaire, granuleuse, spécifique, égyptienne, et encore d'autres qui traduisent toujours, à notre avis, la même affection en des degrés variés. Ainsi, en terminant cette note, et de la même manière que nous l'avons fait dans le court chapitre relatif au traitement dans notre mémoire, nous souhaitons vivement que cette méthode puisse être l'objet d'autres essais encore dans les armées où cette maladie continue toujours ses ravages, parce que notre confiance va jusqu'au point d'affirmer que l'assentiment général n'y manquera pas pour le triomphe d'une thérapeutique déjà si bien et dûment essayée. La seule condition de cette efficacité, c'est que la méthode soit mise en pratique avec tous les soins que nous recommandons, et qui sont toujours d'une importance incontestable pour les résultats curatifs.